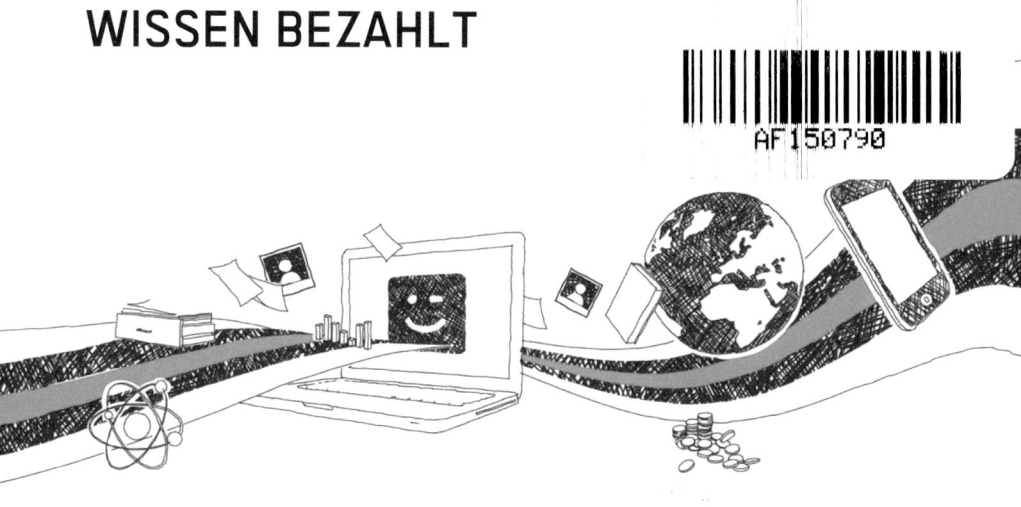

Lotte Habermann-Horstmeier

Häufigste Ursachen psychischer und psychosomatischer Erkrankungen bei Lehrer/-innen

Leistungsnachweis im Kurs "Grundlagen der Gesundheitswissenschaft und Sozialepidemiologie"

GRIN Verlag

Bibliografische Information der Deutschen Nationalbibliothek:

Die Deutsche Bibliothek verzeichnet diese Publikation in der Deutschen National-
bibliografie; detaillierte bibliografische Daten sind im Internet über http://dnb.d-
nb.de/ abrufbar.

Impressum:

Copyright © 2010 GRIN Verlag GmbH
Druck und Bindung: Books on Demand GmbH, Norderstedt Germany
ISBN: 978-3-656-26336-4

Dieses Buch bei GRIN:

http://www.grin.com/de/e-book/199823/haeufigste-ursachen-psychischer-und-psy-
chosomatischer-erkrankungen-bei

GRIN - Your knowledge has value

Der GRIN Verlag publiziert seit 1998 wissenschaftliche Arbeiten von Studenten, Hochschullehrern und anderen Akademikern als eBook und gedrucktes Buch. Die Verlagswebsite www.grin.com ist die ideale Plattform zur Veröffentlichung von Hausarbeiten, Abschlussarbeiten, wissenschaftlichen Aufsätzen, Dissertationen und Fachbüchern.

Dr. med. Lotte Habermann-Horstmeier

Welche Faktoren führen zu psychischen bzw. psychosomatischen Erkrankungen als häufigste Ursache einer frühzeitigen Verrentung bei Lehrer/-innen?

Leistungsnachweis im Kurs „Grundlagen der Gesundheitswissenschaft und Sozialepidemiologie" (B201.20.10) im Master-Studiengang *Public Health* an den Universitäten Zürich, Bern und Basel (CH)

I. Hintergrund

Im Vergleich zu anderen akademischen Berufsgruppen ist die Zahl an krankheitsbedingten Frühpensionierungen bei Lehrerinnen und Lehrern in Deutschland besonders hoch. Häufigster Grund sind psychische und psychosomatische Erkrankungen. Nach Weber et al (2004) stellt die vorzeitige Verrentung von Lehrer/-innen ein erhebliches gesellschaftliches, volkswirtschaftliches und sozialmedizinisches Problem dar, insbesondere weil sich die zugrunde liegenden Erkrankungen auch negativ auf die Möglichkeiten, gesund und in Selbstständigkeit zu altern auswirken können (Hillert 2004). Als ein zentraler Aspekt bei der Entstehung von psychischen bzw. psychosomatischen Erkrankungen konnte bei Lehrer/-innen (ebenso wie in anderen Berufen) der Faktor Stress identifiziert werden (van Dick 2006; Oetting 2008; Heyse/Kubitza 2008; Ahola et. al 2009). Nach Selye (1936, 1950) ist Stress die unspezifische Reaktion des Organismus auf jeder Form von Belastung. Mit dem Stress-Konzept eng verwandt ist das von Freudenberger (1974) erstmals beschriebene Konzept des „Burnout-Syndroms", einem stressbedingten schleichenden Prozess der körperlichen, emotionalen, geistig-mentalen und sozialen Erschöpfung, welcher zu Folgeerkrankungen wie Depression, Angstzuständen, Panikattacken, psychosomatischen Störungen und Substanzmissbrauch führt. Die höchsten Burnout-Raten findet man in Deutschland unter den Lehrer/-innen (Bauer et al 2003; Weber et al 2004). Eine große finnische Verlaufsstudie konnte nun zeigen, dass Burnout-Syndrome häufig Vorboten und Warnsignale für eine Frühverrentung sind (Ahola et al 2009; vgl. auch Boedecker et al 2008).

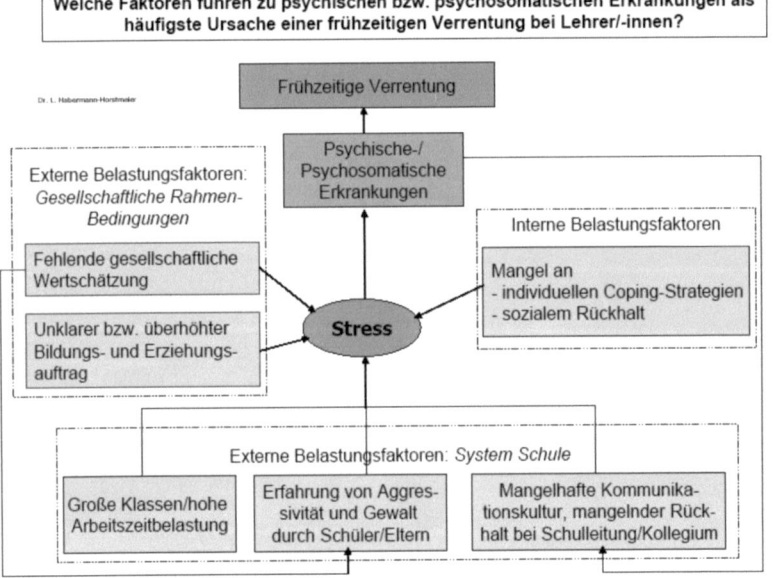

2

Abb. 1 Welche Faktoren führen zu psychischen bzw. psychosomatischen Erkrankungen als häufigste Ursache einer frühzeitigen Verrentung bei Lehrer/-innen?

II. Beschreibung der Grafik

Welche Faktoren führen nun zu diesem stressbedingten schleichenden Prozess des Burnouts, der wiederum zur Entstehung psychischer und psychosomatischer Erkrankungen und in deren Folge zu einer Frühverrentung führen kann (Abb. 1)? Es gibt eine ganze Reihe unterschiedlicher Belastungs-faktoren, die auf Lehrer/-innen einwirken und diesen Prozess in Gang setzen können. Die externen Belastungsfaktoren lassen sich in zwei große Felder untergliedern: gesellschaftliche Rahmenbedin-gungen einerseits und das Schulsystem andererseits. Diesen stehen interne, Individuum bezogene Be-lastungsfaktoren gegenüber. In Deutschland gehört es zu den gesellschaftlichen Rahmenbedingungen für Lehrer/-innen, dass der Lehrerberuf nur eine unzureichende gesellschaftliche Wertschätzung genießt. Darüber hinaus sind Bildungs- und Erziehungsziele nicht klar definiert, ein ständiger Wandel von Lehrplänen und Strukturen führt seit Jahrzehnten zu einer immer größeren Unsicherheit unter den Lehrer/-innen. Das Schulsystem ist gekennzeichnet durch große Schulklassen (höhere Lärmpegeln, mehr Prüfungen...) und eine weiter zunehmende Arbeitszeitbelastung bei den Lehrer/-innen, v.a. außerhalb der eigentlichen Unterrichtszeit (Weber et al 2004). Die hohe Arbeitszeitbelastung kann zusätzlich auch durch eine mangelhafte Arbeitsorganisation mit bedingt sein. Gleichzeitig erfahren Lehrer/-innen heute wesentlich häufiger als früher Disziplinlosigkeit, Aggressivität und Gewalt durch Schüler/-innen, aber auch durch Eltern in Form von Unzufriedenheit, Feindseligkeit und offener Aggressivität. Dies ist u.a. auch Ausdruck der fehlenden Wertschätzung des Lehrerberufes in unserer Gesellschaft (→„gesellschaftliche Rahmenbedingungen"). Dabei bekommen Lehrer/-innen oftmals nur unzureichenden Rückhalt von Seiten der Schulleitung und/oder des Kollegiums. Dies kann ein Anzeichen einer mangelhaften Kommunikationskultur sowie eines schlechten Führungsstils in einer Schule sein und hat Auswirkungen auf das dortige Betriebsklima. Zu den internen, die Person des Lehrers betreffenden Belastungsfaktoren gehören neben genetischen Faktoren vor allem ein Mangel an individuellen Coping-Strategien und/oder ein fehlender sozialer Rückhalt in Familie und/oder Freundeskreis (soziales Stützsystem). Die genannten Faktoren können sich gegenseitig verstärken. Externe und interne Belastungsfaktoren tragen zur Entstehung von Stresssituationen bei und unterstützen die Entwicklung einer Burnout-Symptomatik. Diese wiederum kann eine psychische oder psychosomatische Erkrankung zur Folge haben (Hillert 2004; Unterbrink et al 2008). Häufige Krankheitszeiten können diesen Prozess rückwirkend verstärken, da sie sich oft negativ auf das schulische Betriebsklima und den Rückhalt des Lehrers/der Lehrerin bei der Schulleitung und im Kollegium auswirken. Letztendlich bleibt den Betroffenen dann meist nur der Weg in eine frühzeitige Verrentung. 34 Prozent der in einer repräsentativen Umfrage befragten Lehrer/-innen in Deutschland konnten sich – unter Berücksichtigung ihres Gesundheitszustandes und der Arbeitsbedingungen – nicht vorstellen, gesund durch die weitere Erwerbsphase zu kommen (Fuchs/Trischler 2009).

3

III. Erläuterung der Grafik anhand unterschiedlicher Modelle und Theorien

Transaktionales Stressmodell nach Lazarus

Das **Transaktionale Stressmodell von Lazarus** (1974) erweitert das Stresskonzept nach Selye. In diesem Modell werden Stresssituationen als komplexe Wechselwirkungsprozesse zwischen den Anforderungen der Situation und der handelnden Person gesehen. Als Psychologe geht Lazarus davon aus, dass nicht der Reiz oder die Situation Überforderung und damit eine Stressreaktion auslösen kann, sondern erst die subjektive Bewertung durch den Betroffenen. Dabei können Personen auf bestimmte Stressoren unterschiedlich reagieren. Lazarus bezeichnet sein Modell als transaktional, da zwischen Stressor und Stressreaktion ein Bewertungsprozess geschaltet ist. Bei diesem Bewertungsprozess unterscheidet Lazarus drei Stufen (primäre Bewertung, sekundäre Bewertung, Neubewertung). Zur Überwindung von Problemsituationen stehen ihm dann drei Arten der Stressbewältigung zur Verfügung: das problemorientierte, das emotionsregulierende und das bewertungsorientierte Coping. Abb. 1 verwendet und erweitert dieses Stressmodell, indem es – anders als Lazarus - detailliert auf den soziologischen Kontext der Lehrer/-innen eingeht. Ebenso wie bei Lazarus werden bei diesem individuenzentrieren Ansatz biologische Faktoren nur indirekt berücksichtigt.

Integrative Persönlichkeitstheorie seelischer Gesundheit

Bei der integrative Persönlichkeitstheorie seelischer Gesundheit von Becker (1995) handelt es sich um ein Rahmenmodell einer Systemtheorie der Persönlichkeit, das davon ausgeht, dass seelische Gesundheit und Verhaltenskontrolle als zwei Superkonstrukte der Persönlichkeit interpretiert werden können. Im Zentrum des Modells steht das Entscheidungssystem oder Ich, das das Verhalten koordiniert. Beeinflusst wird das Ich durch ein internes Kontrollsystem und ein biologisches Motivationssystem. Es interagiert über ein perzeptorisches System und ein effektorisches System mit der Umwelt. Nach Becker ist jemand in dem Maße seelisch gesund, in dem es ihm gelingt, externe und interne Anforderungen zu bewältigen. Wie beim Stressmodell nach Lazarus handelt es sich hierbei um ein psychologisches Konzept, das die Psyche des Menschen in den Mittelpunkt stellt. Diese steht jedoch einerseits über das biologische Motivationssystem mit dem Körper und andererseits über perzeptorischen und effektorischen Strukturen (Sinnesorgane, Nervensystem, Muskulatur etc.) mit der Umwelt in Kontakt. Auch Abb. 1 thematisiert seelische Gesundheit, und zwar in Form einer Störung der seelischen Gesundheit als häufigste Ursache einer frühzeitigen Verrentung bei Lehrer/-innen. Allerdings werden hier Einschränkungen im Bereich der biologischen und psychologischen Strukturen nur indirekt als interne Belastungsfaktoren gesehen. Nach Becker gelingt es in dem dargestellten Fall den betroffenen Lehrer/-innen nicht, die an sie gestellten Lebensanforderungen zu bewältigen und ein dynamisches Gleichgewicht zwischen Anstrengung und Erholung, Anspannung und Entspannung aufzubauen. Er sieht dabei das Problem vor allem im Individuum, das nicht in der Lage ist, ein stabiles, positives Selbstwertgefühl aufzubauen. Dies wäre in Abb. 1 mit dem Mangel an individuellen

Coping-Strategien kompatibel. Der in der Abbildung in Form von externen, aber auch internen Belastungsfaktoren dargestellte soziologische Kontext wird nur unzureichend berücksichtigt.

Modell der beruflichen Gratifikationskrise

Die in Abb. 1 dargestellte Situation ist ebenfalls kompatibel mit dem von Siegrist (1996) entwickelten medizinsoziologischen Modell der beruflichen Gratifikationskrise, das einer Verausgabung am Arbeitsplatz einer erhaltenen Belohnung gegenüber stellt. Dabei unterscheidet Siegrist extrinsische, die Arbeitssituation betreffende, von intrinsischen, das individuelle Bewältigungsverhalten betreffende Komponenten, die jeweils auf die beiden Faktoren einwirken. Ein Ungleichgewicht von Verausgabung und Belohnung führt im Erwerbsleben zu einer dauerhaften Belastung und diese bildet über eine zentralnervöse Aktivierung die Grundlage für die Entstehung gesundheitlicher Beeinträchtigungen. Auf unser Modell der Situation der Lehrer/-innen in Deutschland angewandt, bedeutet dies, dass einer großen Zahl an extrinsischen und intrinsischen Belastungsfaktoren (→ Verausgabung) eine in den Augen der Lehrer/-innen nur geringe Belohnung in Form von Arbeitsplatzsicherheit und Gehalt gegenüber steht. Viel stärker empfinden Lehrer/-innen, die eine übersteigerte berufliche Verausgabungsneigung aufweisen (dies entspräche in der Grafik einem internen Belastungsfaktor), die an sie herangetragenen Anforderungen und Verpflichtungen sowie die geringe gesellschaftliche Wertschätzung (→ externe Belastungsfaktoren). Die mangelnde Balance zwischen beiden Bereichen wird als Belastungssituation gesehen und kann sich negativ auf die Gesundheit des Betroffenen auswirken (→ über Stresssituationen zu psychischen bzw. psychosomatischen Erkrankungen führen). Bei dem geschilderten Modell handelt es sich um einen individuenzentrierten Ansatz, in dessen Zentrum das Individuum am Arbeitsplatz steht. Es klammert die Umweltgegebenheiten am Arbeitsplatz ebenso wie die übrige Umwelt weitgehend aus. Insbesondere fehlt eine Berücksichtigung des familiären Umfelds. Auch die biologischen Faktoren als Krankheitsursache werden über die intrinsische Komponente nur indirekt einbezogen.

Der Settingansatz

Der Arbeitsplatz „Schule" lässt sich auch als Setting betrachten, als soziales System, in dem Menschen ihren Alltagaktivitäten nachgehen und in dem eine Vielzahl von umweltbezogenen, organisatorischen und persönlichen Faktoren auf sie einwirken und damit ihre Gesundheit und ihr Wohlbefinden beeinflussen. Der erstmals 1986 explizit in der Ottawa-Charta genannte Settingansatz liegt dem Konzept der Gesundheitsförderung und des betrieblichen Gesundheitsmanagement zugrunde. Dieses auf der Handlungsebene einzuordnende Konzept ist kein Ansatz im streng wissenschaftlichen Sinn, sondern Gegenstand theoretischer, praktischer und politischer Entscheidungsprozesse. Ihm liegt keine einheitliche Theorie zugrunde. Da sich verschiedene Settings sehr unterschiedlich gestalten, werden in den einzelnen Settings z.B. auch unterschiedliche Methoden angewandt. Es ist fraglich, ob ein universeller Settingansatz überhaupt möglich ist (Altgeld/Kolip 2010).

Modell gesundheitsrelevanter Lebensstile

Zur Erläuterung von Abb. 1 ließe sich auch das Modell gesundheitsrelevanter Lebensstile, ein mehrdimensionales Lebensstilkonzept, heranziehen. Es untersucht Bedingungs- und Wirkungszusammenhänge zwischen Verhalten, sozialen Bedingungen und Gesundheit und sieht Lebensstile als kollektive bzw. gruppentypische Muster sozialen Handelns, die aus Lebensführung (Verhalten, Orientierung) und Lebenschancen (ökonomische und kulturelle Ressourcen) resultieren (Abel 1992, 1997). Auch dieses Konzept geht nicht explizit auf die biologische Komponente ein. Biologische Faktoren könnten sich hierbei jedoch indirekt über das Verhalten auf die Gesundheit auswirken. Bei einer Anwendung dieses Konzeptes auf Abb. 1 wird deutlich, dass hier in erster Linie die auf das Individuum bezogenen negativen Folgen von sozialen Bedingungen und Verhalten dargestellt werden, und nur indirekt eventuell vorhandenen Ressourcen.

Sozialkapitalansatz

Zur Interpretation von Abb. 1 ließe sich auch der von Bourdieu (1983) und Coleman (1988) entwickelte Sozialkapitalansatz heranziehen. Er beschreibt spezifische Formen von sozialen Beziehungen, die zur Erreichung gesundheitsrelevanter Ziele (z.B. beruflicher Erfolg, soziale Integration, Gesundheit) beitragen. Unter dem sozialen Kapital versteht man dabei eine Ressource, die aus spezifischen Formen sozialer Beziehungen resultiert und die einzelnen Individuen oder sozialen Gruppen dazu dient, Ziele zu erreichen, die sie ohne diese Ressource nicht erreicht hätten. Eine umfangreiche finnische Studie verwendete diesen Ansatz z.B. um nachzuweisen, dass eine Verschlechterung im Betriebsklima (→ Sozialkapital) die Gesundheit der betroffenen Arbeitnehmer beeinträchtigt (Oksanen et al 2008). Auf Abb. 1 angewandt, zeigt dieser Ansatz, dass das Fehlen von Sozialkapital in Form von gestörter Interaktion und mangelndem Vertrauen zwischen Lehrer/-in und Schulleitung bzw. Kollegium mit dazu beitragen kann, dass gesundheitsrelevante Ziele nicht erreicht werden. Das Konzept des sozialen Kapitals beschränkt sich allerdings auf die Darstellung von Beziehungsstrukturen. Psychologische und biologische Komponenten werden hier nicht oder nur indirekt berücksichtigt. Darüber hinaus gibt es noch immer sehr unterschiedliche Auffassungen davon, was unter sozialem Kapital zu verstehen ist (Abel/Illés 2002).

Sozialisationstheoretisches Gesundheitsmodell nach Hurrelmann

Anders als die zuvor angeführten Theorien fügt Hurrelmann (1989) in sein sehr komplexes, gesundheitstheoretisches Modell noch die Zeitdimension in Form der historischen und biographischen Zeitperspektive ein. Für ihn ist Gesundheit ein Muster sich wechselseitig beeinflussender physiologischer, psychischer und sozialer Anteile. Dieser Ballancezustand muss zu jedem Zeitpunkt in der Lebensgeschichte eines Menschen immer wieder neu hergestellt werden. Das sozialisationstheoretische Gesundheitsmodell nach Hurrelmann sieht bei jedem Menschen Belastungen (soziale, psychische und somatische Risikofaktoren) und Ressourcen (personale und soziale Kapazitäten der Lebensbewältigung). Aus der Überforderung der Ressourcen durch Belastungen resultieren schließlich Symptome (soziale, psychische und somatische Auffälligkeiten). Bezieht man die Theorie von Hurrelmann auf

Abb. 1, wird deutlich, dass hier nur die auf Lehrer/-innen einwirkenden Belastungsfaktoren dargestellt werden und allenfalls indirekt auf eventuell vorhandene Ressourcen geschlossen werden kann. Ebenfalls nur indirekt in der Grafik vorhanden ist die Zeitperspektive, denn die genannten externen und internen Belastungsfaktoren können über einen längeren Zeitraum hin auftreten und dann u.U. akkumulieren.

Modell der Salutogenese nach Antonovsky

Einen ebenfalls möglichen Interpretationsansatz stellt das integrative Modell der Salutogenese nach Antonovsky (1987) dar, das Einflussgrößen auf sozialer, physiologischer, biochemischer, emotionaler und kognitiver Ebene berücksichtigt. Es lenkt den Blick weg von der Pathogenese, d.h. von Faktoren, die bei der Krankheitsentstehung eine Rolle spielen, hin zur Salutogenese, indem es vor allem Protektivfaktoren und Ressourcen benennt, die einen Menschen gesund halten. Für Antonovsky sind Gesundheit und Krankheit Extrempole auf einem Kontinuum, das unterschiedliche Zustände des Wohlbefindens beschreibt. Ein zentrales Element dieser Theorie ist das Kohärenzgefühl (Sense of Coherence, SOC), das über den Einsatz von Widerstandsressourcen bestimmt. Je stärker das Kohärenzgefühl bei einer Person ist, desto besser gelingt es ihr, gesund zu bleiben. Es zeigt einen hohen negativen Zusammenhang mit Indikatoren psychischer Gesundheit wie Ängstlichkeit und Depressivität. Die in Abb. 1 genannten Coping-Strategien können als Widerstandsressourcen im Sinne von Antonovsky verstanden werden, die bei einem geringen Kohärenzgefühl nur mangelhaft ausgeprägt sind und damit zur Entwicklung psychischer und psychosomatischer Erkrankungen beitragen. Als Kritik an Antonovskys Salutogenesemodell wird vorgetragen, dass es keine ausreichende Erklärung dafür liefert, wie soziostrukturelle oder genetische Faktoren das Kohärenzgefühl beeinflussen. Darüber hinaus betrachtet es nur das körperliche Wohlbefinden und festigt damit die Dichotomie der Trennung von Körperlichem und Seelischem. Auch fehlt nach Bengel (2003) eine stressphysiologische und emotionstheoretische Fundierung des Modells.

Biopsychosoziales Modell

Der biopsychosoziale Ansatz (Egger 2005) beschreibt dagegen den Menschen in vielfacher Wechselwirkung mit seiner Umwelt. Hiernach bestimmen neben den biologischen auch psychologische und soziale Faktoren (wie das soziale Miteinander in Familie und Beruf) den Gesundheitszustand eines Menschen. Umgekehrt kann der Gesundheitszustand eines Menschen zu einer Beeinflussung seiner familiären oder beruflichen Situation führen. Krankheiten entstehen hiernach immer dann, wenn dem Organismus die autoregulative Kompetenz zur Bewältigung von auftretenden Störungen auf einer beliebigen Ebene fehlt. Hier wird deutlich, dass das biopsychosoziale Modell aus der Systemtheorie (Luhmann 1984) hervorgegangen ist. Die Systemtheorie nimmt an, dass alle Organisationsstufen in einer hierarchischen Beziehung zueinander stehen, sodass eine Veränderung auf einer Stufe auch auf den anderen Stufen Veränderungen bewirkt. Im biopsychosozialen Modell auf das System „Mensch" übertragen bedeutet dies, dass bei einer Störung an einem beliebigen Ort (z.B. auf der molekularen Ebene ebenso wie auf der psychischen oder der sozialen Ebene) ein daraus resultierender möglicher

Schaden nicht nur die jeweilige Systemebene, sondern auch über- und untergeordnete Ebenen betreffen kann. Bezieht man dies auf Abb. 1, so stellen alle dort genannten externen und internen Belastungsfaktoren mögliche Störungen auf verschiedenen Ebenen dar, die den Gesundheitszustand des betroffenen Lehrers/der betroffenen Lehrerin so stark beeinträchtigen können, sodass es zur Entstehung einer psychische/psychosomatische Erkrankung und schließlich zu einer frühzeitigen Verrentung kommen kann. Kritisch kann hier u.a. angemerkt werden, dass das biopsychosoziale Modell verschiedene Bereiche miteinander verknüpft, die über unterschiedliche Begriffssysteme und damit kaum miteinander kompatible Sprachen verfügen (Egger 2005).

IV. Fragestellung unter dem Blickwinkel einer interdisziplinären Rahmentheorie der Gesundheit

Schließlich ließe sich Abb. 1 insbesondere auch mit Hilfe einer von Noak (1993) vorgeschlagenen umfassenden, interdisziplinären Rahmentheorie der Gesundheit interpretieren. Eine solche Theorie sollte seiner Auffassung nach einen mehrdimensionalen Gesundheitsbegriff einschließen, der außer Krankheit im medizinischen Sinne noch weitere Dimensionen wie gesundheitliches Befinden und die Fähigkeit zur autonomen Aufrechterhaltung bzw. Wiederherstellung von Gesundheit umfasst. Darüber hinaus sollte sie auf Interaktions- und Verhaltensmuster ebenso wie auf interne (biologische/psychische) Prozesse eingehen, von denen Gesundheit abhängt. Auch sollte sie körperliche und psychische Ressourcen sowie wie ökologische und soziale Bedingungen mit einbeziehen. Eine solche umfassende Theorie existiert bislang noch nicht. Mit ihrer Hilfe ließe sich zusätzlich zu den in Abb. 1 genannten Faktoren noch weitere, insbesondere biologische und psychische Faktoren aufzeigen, die zur Wiederherstellung oder besser noch zur Aufrechterhaltung von Gesundheit bei Lehrer/-innen beitragen können. Ebenso könnte hierdurch noch besser auf typische Interaktions- und Verhaltensmuster sowie mögliche vorhandene physische, psychische und soziale Ressourcen eingegangen werden.

Literatur:

Abel T (1992) Konzept und Messung gesundheitsrelevanter Lebensstile. Prävention 4:123-128

Abel T (1997) Gesundheitsverhaltensforschung und Public Health: Paradigmatische Anforderungen und ihre Umsetzung am Beispiel gesundheitsrelevanter Lebensstile. In: Weitkunat R, Haisch J, Kessler M (ed) Public Health und Gesundheitspsychologie: Konzepte, Methoden, Prävention, Versorgung, Politik. Huber, Bern, pp 56-61

Abel T, Illés C (2002) Soziales Kapital. In: Sozial-kulturelle Grundlagen der Gesundheitsförderung, Unterrichtsmodul EUMPAHP. ISPM Universität Bern, Abteilung für Gesundheitsforschung, Bern, pp 42-46

Ahola K, Gould R, Virtanen M, Honkonen T, Aromaa A, Lönnqvist J (2009) Occupational burnout as a predictor of disability pension: a population-based cohort study. Occup Environ Med 66:284-290

Altgeld T, Kolip P (2010) Konzepte und Strategien der Gesundheitsförderung. In: Hurrelmann K, Klotz T, Haisch J (ed) Lehrbuch Prävention und Gesundheitsförderung. Lehrbuch Gesundheitswissenschaften, Huber, Bern, pp 45-56

Antonovsky A (1987) Unraveling the Mystery of Health. How People Manage Stress and Stay Well. Jossey-Bass, San Francisco

Bauer J, Häfner S, Kächele H, Dahlbender RW (2003) Burnout und Wiedergewinnung seelischer Gesundheit am Arbeitsplatz. Psychother Psych Med 53:213-222

Becker P (1995) Seelische Gesundheit und Verhaltenskontrolle. Eine integrative Persönlichkeitstheorie und ihre klinische Anwendung, Hogrefe, Göttingen

Bengel J (2003) Salutogenese. In: Schwarzer M, Jerusalem M, Weber H (ed) Gesundheitspsychologie von A bis Z – Ein Handwörterbuch. Hogrefe, Göttingen, pp 483-486

Boedeker W, Friedel H, Friedrichs M, Röttger C (2008) The impact of work on morbidity-related early retirement. Journal of Public Health 16(2):97-105

Bourdieu P (1983) Ökonomisches Kapital - Kulturelles Kapital - Soziales Kapital. In: Kreckel, Reinhard (ed) Soziale Ungleichheiten. Schwartz, Göttingen, pp 183-198

Coleman JS (1988) Social capital in creation of human capital. American Journal of Sociology, 94: 95-120

Egger JW (2005) Das biopsychosoziale Krankheitsmodell. Grundzüge eines wissenschaftlich begründeten ganzheitlichen Verständnisses von Krankheit. Psychologische Medizin 16(2).3-12

Freudenberger H (1974) Staff burn-out. Journal of Social Issues 30:159-165

Fuchs T, Trischler F (2009) Arbeitsqualität aus Sicht von Lehrerinnen und Lehrern. Ergebnisse aus der Erhebung zum DGB-Index Gute Arbeit. Internationales Institut für Empirische Sozialforschung, Stadtbergen
http://www.gew.de/Binaries/Binary40115/Gute_Arbeit_LehrerInnen_inifes_1-2009.pdf. Accessed 7 October 2010

Heyse H, Kubitza F (2008) Gesunder Arbeitsplatz „Schule": Gesundheitsförderung im Lehrerberuf. In: Berufsverband Deutscher Psychologinnen und Psychologen e.V. Psychologie Gesellschaft Politik – 2008: Psychische Gesundheit am Arbeitsplatz in Deutschland
http://www.bdp-verband.org/aktuell/2008/bericht/BDP-Bericht-2008_Gesundheit-am-Arbeitsplatz.pdf. Accessed 5 October 2010

Hillert A, Schmitz E (2004) Psychosomatische Erkrankungen bei Lehrerinnen und Lehrern. Ursachen – Folgen – Lösungen. Schattauer, Stuttgart

Hurrelmann K (1989) Human Development and Health. Springer, New York

Lazarus RS (1974) Psychological stress and coping in adaptation and illness. International Journal of Psychiatry in Medicine 5:321-333

Luhmann N (1984) Soziale Systeme. Grundriß einer allgemeinen Theorie. Suhrkamp, Berlin

Noak H (1993) Gesundheit: Medizinische, psychologische und soziologische Konzepte. In: Gawatz R, Novak P (ed) Soziale Konstruktionen von Gesundheit. Universitätsverlag, Ulm, pp 13-32

Oetting M (2008) Stress und Stressbewältigung am Arbeitsplatz. In: Berufsverband Deutscher Psychologinnen und Psychologen e.V. Psychologie Gesellschaft Politik – 2008: Psychische Gesundheit am Arbeitsplatz in Deutschland
http://www.bdp-verband.org/aktuell/2008/bericht/BDP-Bericht-2008_Gesundheit-am-Arbeitsplatz.pdf. Accessed 5 October 2010

Oksanen T, Kouvonen A, Kivimäki M, Pentti J, Virtanen M, Linna A, Vahtera J (2008) Social capital at work as a predictor of employee health: multilevel evidence from work units in Finland. Social Science and Medicine 66(3): 637-649

Selye H (1936) A Syndrome Produced by Diverse Nocuous Agents. Nature 138:32

Selye H (1950) The Physiology and Pathology of Exposure to STRESS, Acta. Inc. Medical Publishers, Montreal

Siegrist J (1996) Soziale Krisen und Gesundheit. Hogrefe, Göttingen

Unterbrink T, Zimmermann L, Pfeifer R, Wirsching M, Brähler E, Bauer J (2008) Parameters influencing health variables in a sample of 949 German teachers. Int Arch Occup Environ Health 82(1):117-123

van Dick R (2006) Stress und Arbeitszufriedenheit bei Lehrerinnen und Lehrern. Zwischen „Horrorjob" und Erfüllung. Tectum, Marburg

Weber A, Weltle D, Lederer P (2004) Frühinvalidität im Lehrerberuf: Sozial- und arbeitsmedizinische Aspekte. Deutsches Ärzteblatt 101(13):A850-A859